Docteur M. CARBONELL

DE

L'ÉMASCULATION TOTALE

ET DE SES INDICATIONS

DANS LE CANCER DE LA VERGE

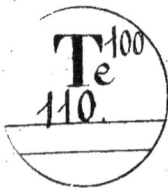

MONTPELLIER
IMPRIMERIE CENTRALE DU MIDI
(HAMELIN FRÈRES)
—
1896

DE

L'ÉMASCULATION TOTALE

ET DE SES INDICATIONS

DANS LE CANCER DE LA VERGE

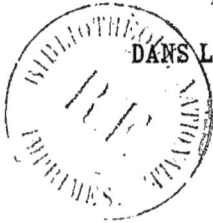

DE

L'ÉMASCULATION TOTALE

ET DE SES INDICATIONS

DANS LE CANCER DE LA VERGE

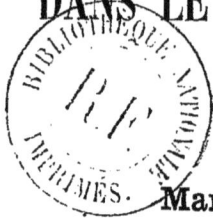

PAR

Marcelin CARBONELL

Docteur en médecine

ANCIEN EXTERNE DES HÔPITAUX DE TOULOUSE
EX-INTERNE DE L'ASILE D'ALIÉNÉS DE L'ALLIER ET DE L'HÔPITAL CIVIL
DE PERPIGNAN

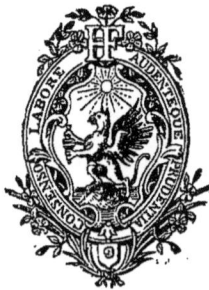

MONTPELLIER

IMPRIMERIE CENTRALE DU MIDI

(HAMELIN FRÈRES)

—

1896

PERSONNEL DE LA FACULTÉ

MM. MAIRET (✻)............ Doyen
CARRIEU.............. Assesseur

PROFESSEURS

Hygiène..	MM. BERTIN-SANS.
Clinique médicale.............................	GRASSET (✻).
Clinique chirurgicale.........................	TÉDENAT.
Clinique obstétricale et gynécologie	GRYNFELTT.
Thérapeutique et matière médicale...............	HAMELIN (✻).
Clinique médicale.............................	CARRIEU.
Clinique des maladies mentales et nerveuses.......	MAIRET (✻).
Physique médicale.............................	IMBERT.
Botanique et histoire naturelle médicale	GRANEL.
Clinique chirurgicale.........................	FORGUE.
Clinique ophtalmologique.....................	TRUC.
Chimie médicale et pharmacie.................	VILLE.
Physiologie...................................	HEDON.
Histologie....................................	VIALLETON.
Pathologie interne............................	DUCAMP.
Anatomie	GILIS.
Opérations et appareils.......................	ESTOR.
Médecine légale et toxicologie	N...
Id. Sarda (Ch. du c.)	
Anatomie pathologique.......................	N...
Id. Bosc (Ch. du c.)	
Microbiologie................................	N...

Professeurs honoraires : MM. JAUMES, DUBRUEIL (✻), PAULET (O ✻).

CHARGÉS DE COURS COMPLÉMENTAIRES

Clinique annexe des maladies des enfants.	MM. BAUMEL, agrégé.
Accouchements	PUECH, agrégé.
Clinique ann. des mal. syphil. et cutanées..	BROUSSE, agrégé.
Clinique annexe des maladies des vieillards.	ESPAGNE, agrégé libre.
Pathologie externe....................	N...

AGRÉGÉS EN EXERCICE :

MM. BAUMEL	MM. LAPEYRE	MM. VALLOIS
BROUSSE	MOITESSIER	MOURET
SARDA	BOSC	DELEZENNE
LECERCLE	DE ROUVILLE	GALAVIELLE
RAUZIER	PUECH	

MM. H. GOT, secrétaire.
F.-J. BLAISE, secrétaire honoraire.

EXAMINATEURS
DE LA THÈSE :
{ MM. FORGUE, président.
TÉDENAT.
LAPEYRE.
DE ROUVILLE.

A MA FAMILLE

M. CARBONELL.

A MONSIEUR LE PROFESSEUR J. VILLE

A MES HONORÉS MAITRES D'INTERNAT

MONSIEUR LE DOCTEUR TH. NOLÉ

Médecin en chef de l'asile Ste-Catherine.

MONSIEUR LE DOCTEUR FINES

Médecin en chef de l'hôpital civil de Perpignan.

MONSIEUR LE DOCTEUR JOSEPH MASSOT

Chirurgien en chef de l'hôpital civil de Perpignan.

M. CARBONELL.

INTRODUCTION

—

C'est à M. le professeur Forgue que nous devons la première idée de ce modeste travail.

Ayant eu l'occasion de pratiquer dans son service une
émusculation totale, notre excellent maître voulut bien nous
montrer l'intérêt qu'il y aurait à faire de cette opération le
sujet d'une thèse inaugurale.

Nous avons essayé de suivre pas à pas ses indications et
de reproduire fidèlement ses idées sur la question, sachant
d'avance que cela seul pouvait donner quelque mérite à notre étude.

Nous avons certainement été, nous ne nous le dissimulons
pas, bien au-dessous de notre tâche, et plus que jamais nous
devons avoir grand besoin de la bienveillance de nos juges.

Elle ne nous a d'ailleurs jamais fait défaut, et, au moment
de quitter la Faculté, nous considérons comme un devoir
d'affirmer la dette de reconnaissance par nous contractée en-
vers tous nos maîtres.

Les innombrables services que depuis le début de nos études
nous avons reçus de M. le professeur Ville resteront en particulier parmi nos meilleurs souvenirs. Nous craindrions en

insistant d'offenser la modestie de notre éminent compatriote. Tous ceux qui le connaissent savent, d'ailleurs, sa bonté et son dévouement pour les élèves.

MM. les professeurs Carrieu et Gilis, M. le professeur agrégé Sarda, se sont toujours montrés pour nous des maîtres serviables et indulgents. Ils peuvent en toute circonstance compter sur notre reconnaissance et notre attachement.

Non content de fournir les matériaux de notre thèse et de nous guider dans son élaboration, M. le professeur Forgue a bien voulu accepter d'en présider la soutenance. Qu'il reçoive ici nos remerciements pour l'honneur qu'il nous fait et pour le bienveillant accueil que nous avons reçu de lui.

DE
L'ÉMASCULATION TOTALE

ET DE SES INDICATIONS

DANS LE CANCER DE LA VERGE

CHAPITRE I

DÉFINITION ET HISTORIQUE

Les premiers auteurs (1) qui ont écrit sur l'émasculation totale réservent ce nom à « l'ablation complète de tous les organes génitaux externes et de leurs enveloppes, avec les racines des corps caverneux, et au besoin du bulbe de l'urèthre. » Ils excluent ainsi du cadre de cette opération tous les cas où le chirurgien, soit de plein gré, soit poussé par les circonstances, a limité l'exérèse du côté du scrotum ou du côté des organes érectiles.

Nous n'avons pas cru pouvoir adopter un sens aussi restrictif et, croyant en cela être de l'avis de la majorité (2), nous définissons l'émasculation totale :

(1) M. le professeur Chalot, entre autres.
(2) Voir les observations de MM. Bazy, Albarran et de M. le professeur Forgue.

Une opération dans laquelle on joint l'ablation des tes-
ticules à l'extirpation aussi complète que possible de la
verge.

Pour qui songe que naguère encore bien des chirurgiens,
dans la crainte de l'hémorragie, n'osaient pratiquer la vulgaire
amputation de la verge qu'à l'aide de thermo-cautère, il ne
paraîtra point étonnant que l'émasculation totale soit une des
plus récentes acquisitions de la thérapeutique chirurgicale.

Ele paraît avoir été pratiquée pour la première fois en
Italie par M. Paci, qui rendit compte de son opération en 1880
dans le *Journal international des sciences médicales de*
Naples.

Depuis cette époque, deux articles de M. D. Morisani (de
Sienne), une communication de M. Mercanton (de Lausanne)
à la réunion de la Société médicale de la Suisse romande de
1887, une autre de M. le professeur Chalot, rapportant deux
cas au Congrès français de chirurgie de 1894, les observations de M. Albarran et de M. Bazy, publiées dans la *Gazette*
des Hôpitaux, constituent toute la bibliographie de la question. Du moins nous n'avons pu trouver d'autres documents
qui s'y rapportent.

L'émasculation totale n'a donc pour ainsi point d'histoire.
C'est une nouvelle venue dans la science chirurgicale, et comme
elle n'offre, ni dans ses procédés ni dans ses résultats, rien de
particulièrement séduisant pour l'imagination, elle ne paraît
pas appelée à faire bien grand bruit.

Nous voulons cependant essayer de démontrer que, parfois
indispensable, souvent utile, elle peut rendre quelquefois de
précieux services et mérite, autant que bien d'autres opérations, de fixer l'attention du chirurgien.

CHAPITRE II

MANUEL OPÉRATOIRE

L'émasculation totale peut être pratiquée dans deux modes de circonstances bien différents.

Quelquefois le chirurgien l'a adoptée comme opération de choix. Avant de saisir le bistouri, il est convaincu de l'inefficacité d'un acte plus conservateur, la lésion déjà constatée ne laisse d'espoir qu'en la mutilation complète.

D'autres fois, au contraire, l'étendue du mal n'est dévoilée qu'au cours de l'acte opératoire. Derrière les parties que seules on se proposait d'extirper apparaissent d'autres régions primitivement crues saines et où déjà la maladie commence à se manifester. Petit à petit on dépasse les bornes qu'on s'était fixées, et telle opération commencée comme une extirpation de verge finit par être une émasculation totale.

Dans ce dernier cas, il serait bien difficile de fixer à l'avance des règles à l'opération. On agit sur les organes génitaux externes comme sur le sein, par exemple, en cas de tumeur. La seule préoccupation du chirurgien doit être de dépasser dans tous les sens les limites de la lésion, de ne laisser dans la plaie aucun îlot de substance nocive, aucun point suspect, d'où puissent partir ultérieurement des colonies morbigènes destinées à infecter à nouveau l'organisme. Une antisepsie rigoureuse et constante, une exérèse large, une hémostase parfaite, voilà tout ce qu'on est en droit d'exiger de l'opérateur en de pareilles circonstances.

Il en est autrement, lorsque l'opération a été bien décidée à l'avance. L'émasculation totale est alors une acte opératoire qui peut être aussi bien réglé qu'une amputation de jambe, par exemple, et il devient utile d'instituer un procédé normal, type opératoire dont on pourra s'écarter suivant les nécessités cliniques, mais qui sera dans tous les cas un guide précieux.

C'est ce procédé type que, presque à la même époque, M. le docteur Chalot, en France, M. Morisani, en Italie, ont essayé d'établir.

Le manuel opératoire de M. Chalot comprend quatre temps. Voici comment il l'a exposé d'abord dans son *Traité de chirurgie opératoire* (1893), ensuite dans la séance du 9 octobre 1894, au Congrès de chirurgie.

PREMIER TEMPS. — *Section des cordons spermatiques et ligature isolée de leurs vaisseaux.* — Le malade étant étendu sur le dos, mettre à nu chaque cordon par une incision verticale qui commence à un travers de doigt au-dessus de l'anneau inguinal externe. Hémostase de quelques rameaux de l'artère sous-cutanée abdominale. Isoler le cordon de sa gaine celluleuse, le serrer provisoirement le plus haut possible entre les mors d'une pince à forcipressure, le sectionner un peu au-dessous d'un coup de ciseau, lier séparément ses vaisseaux avec de la soie fine, puis enlever la pince et lâcher le moignon du cordon qui se rétracte dans le canal inguinal.

DEUXIÈME TEMPS. — *Ablation en bloc des bourses et de la verge.* — L'hémostase des cordons une fois assurée, — le malade étant mis en position de la taille périnéale et les cuisses convenablement écartées, — prolonger l'incision gauche en bas et en arrière, contourner la racine de la bourse gauche et arriver sur le raphé périnéo-scrotal à 3 centimètres au devant de l'anus. Prolonger de même en bas l'incision droite, contourner la racine de la bourse et rejoindre l'autre incision sur le raphé. Forcipressure, au fur et à mesure, des branches ou rameaux des artères honteuses externes, périnéales superficielles, artères de la cloison.

Réunir le haut des incisions primitives ou parafuniculaires par une incision un peu concave en bas qui croise la face antérosupérieure de la région symphysienne, à quelque distance de la zone infiltrée par le néoplasme autour de la racine de la verge.

Avec de forts ciseaux demi-courbes, diviser d'abord le tissu cellulo-vasculaire sous-cutané et le ligament suspenseur de la verge jusqu'à ce que cette dernière soit bien dégorgée de tous les côtés ; puis trancher nettement la racine et les tissus sous-jacents au devant de l'arcade pubienne. Aussitôt se produisent plusieurs jets de sang : une ou les deux artères dorsales de la verge, les deux artères caverneuses en plein corps caverneux, et les deux bulbo-uréthrales en plein corps spongieux ; ces quatre derniers vaisseaux donnent abondamment, mais on les aveugle *sans peine* avec une série de pinces hémostatiques coniques.

TROISIÈME TEMPS. — *Dissection des racines des corps caverneux et suture de la coupe uréthrale au périnée.* — Après avoir reconnu la tranche transversale du canal de l'urèthre (dépression infundibuliforme, à contour froncé, en cul de poule) et son tissu spongieux environnant, *ce qui est très facile* sur le vivant comme sur le cadavre, introduire un cathéter dans l'urèthre ; séparer ce dernier d'avec les corps caverneux, toujours au moyen des ciseaux, en coupant à droite et à gauche les muscles bulbo-caverneux, et poursuivre l'isolement de l'urèthre jusqu'à dégagement suffisant des racines des corps caverneux.

Séparer à leur tour celles-ci, dans toute leur longueur, d'avec les branches ischio-pubiennes, en rasant le plan osseux. Forcipressure, puis ligature perdue si possible, des deux artères caverneuses sectionnées avant leur entrée dans les corps caverneux sous l'arcade pubienne ; même conduite pour la veine dorsale profonde de la verge qui donne un gros jet médian noir ; au besoin, ligature analogue d'une ou des deux artères dorsales.

S'il est nécessaire, séparer maintenant le bulbe d'avec l'urèthre et le retrancher. En tout cas, resciser la partie saillante de l'urèthre, et suturer immédiatement la muqueuse de la nouvelle coupe à la peau du périnée dans l'angle postérieur de l'incision raphéale par un cercle de crins de Florence : quatre de chaque côté, un en arrière ; cette manœuvre est aisée et permet d'arrêter à l'instant l'hémorragie des corps spongieux.

QUATRIÈME TEMPS. — *Évidement ganglionnaire des deux aines et suture de toute la plaie, sans drainage.* — Les membres inférieurs étant maintenus en extension par un aide, prolonger un peu en dehors les incisions qui avaient servi à découvrir les cordons spermatiques, disséquer les téguments de haut en bas vers la base du triangle de Scarpa, et, pendant qu'on fait bâiller largement avec des écarteurs la plaie inguino-crurale, énucléer par diérèse mousse ou vive, à la manière ordinaire, tous les ganglions suspects ou manifestement affectés.

L'hémostase achevée partout et la plaie bien lavée, réunir en T les lèvres de l'incision générale ; aucun drainage. La branche verticale du T doit être fermée jusqu'au-dessus du nouveau méat périnéal ; la commissure supérieure de ce dernier doit être, en outre, exactement cousue à l'angle des lèvres cutanées par deux autres crins de Florence, qui complètent la couronne des points muco-cutanés.

Le procédé de M. Morisani ne diffère de celui de M. Chalot que par l'existence d'un temps préliminaire qui consiste dans l'établissement d'une boutonnière périnéale sur la partie postérieure de l'urèthre caverneux et l'introduction d'une sonde molle dans la vessie par cette boutonnière.

Cette complication de l'opération ne nous semble point à adopter. En effet, il est toujours facile de reconnaître et de disséquer l'urèthre après la section de la verge. L'introduction d'un conducteur ne s'impose donc pas. Elle a l'inconvénient de limiter d'emblée l'étendue de l'exérèse le long de la partie profonde de l'urèthre, ce qui la rend parfois nuisible. En outre, chez quelques malades, l'urèthre ne peut être franchi par aucune sonde ni par aucun conducteur, ce qui rend inapplicable ce point de technique.

Comme on le voit, l'émasculation totale ne présente aucune difficulté bien grande dans son exécution. L'hémostase en est le point le plus délicat, à cause du grand nombre de vaisseaux sectionnés. Et encore, la ligature des cordons une fois effectuée, quelle amputation du sein tant soit peu mouvementée n'offre-t-elle pas de plus sérieuses difficultés !

Le perfectionnement de l'outillage nous permet d'opérer pour ainsi dire à blanc, en perçant les vaisseaux au fur et à mesure qu'ils se présentent. Il faut cependant reconnaître que, pour les vaisseaux situés dans les organes érectiles, il a été plus d'une fois impossible de placer une ligature, d'où nécessité de placer des pinces à demeure et échec de la réunion immédiate dans les points où elles ont été appliquées.

Ce danger est surtout à prévoir lorsque le chirurgien ne juge pas à propos d'extirper complètement les corps caverneux et se contente de les sectionner au ras du pubis. Il se produit même alors, outre l'hémorragie des artères caverneuses, un suintement en nappe léger, mais assez incommode à tarir. Pour parer à cet inconvénient, M. le professeur Forgue a l'habi-

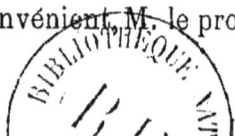

tude, dans toutes les amputations de la verge, d'affronter par quelques points de suture les parois opposées des enveloppes fibreuses des corps caverneux. Il supprime ainsi la surface saignante et fait en même temps par compression l'hémostase des artères. Ce premier plan profond de sutures perdues est ensuite recouvert par la suture de la peau et ne porte aucun obstacle à la réunion permanente.

De même on arrête facilement l'hémorragie du bulbe et des artères uréthrales par la suture cutanéo-muqueuse de l'urèthre de la peau.

Quant à la possibilité d'un rétrécissement ultérieur du nouvel orifice uréthral qui a été signalé à la suite de quelques amputations de la verge, on l'évitera toujours si avant de suturer l'urèthre à la peau on fend d'un coup de ciseaux la paroi inférieure du canal, de manière à pratiquer pour ainsi dire un hypospadias artificiel.

CHAPITRE III

SUITES ET RÉSULTATS

Comme pour toute opération, on doit étudier les suites de l'émasculation totale d'abord au point de vue du succès opératoire immédiat, ensuite aux différents points de vue du fonctionnement ultérieur des organes sur lesquels elle a porté, du retentissement sur l'état général du patient, et enfin des résultats thérapeutiques.

Dans toutes les observations que nous avons pu recueillir, les suites opératoires ont été aussi bonnes que possible. Dans aucun cas, l'émasculation totale n'a eu la gravité qu'on aurait pu de prime abord lui supposer. Malgré le mauvais état de la plupart des opérés, tous ont parfaitement supporté l'opération. La perte de sang a d'ailleurs été toutes les fois minime.

Une fois seulement, chez le malade opéré par M. Bazy, il n'y a point eu réunion immédiate et la plaie a légèrement suppuré. Mais il est à considérer que l'opération avait porté sur des tissus déjà souillés par une urine infectée, puisque le malade, porteur de fistules urinaires, était atteint d'une cystite tellement intense qu'elle nécessita quelques jours plus tard l'établissement d'un méat hypogastrique. Dans tous les autres cas la plaie se réunit par première intention, sauf dans les points où des pinces avaient été laissées à demeure.

Au point de vue du fonctionnement de l'appareil urinaire,

l'émasculation présente une grande supériorité sur toutes les opérations qu'on pourrait lui comparer. Nous voulons parler des amputations ou des extirpations de la verge par les procédés de Delpech-Bouisson, de Cabadé, de Wedemeyer-Thiersch, de Montaz (de Grenoble).

Tout d'abord, on note dans toutes les observations, qu'aussitôt retirée la sonde à demeure (on doit évidemment la laisser en place jusqu'à complète cicatrisation de la suture uréthrocutanée), l'urine est retenue dans la vessie comme à l'état normal. Le malade de M. Bazy présente même cette particularité que, son méat hypogastrique se fermant peu à peu, il urine par son méat périnéal aussi bien que le permet une vessie atteinte de cystite interstitielle.

Il est vrai que la contention de l'urine est aussi bien assurée dans toute opération qui respecte les sphincters. Mais c'est surtout au point de vue de l'émission de l'urine que l'émasculation totale offre d'incontestables avantages. Depuis longtemps, on a remarqué qu'à la suite de l'amputation simple de la verge la brièveté ou la nullité du moignon pénien, le peu de longueur de l'urèthre, sa terminaison défavorable sur une cicatrice que le scrotum déborde en avant, gênent la miction, ou exposent les opérés à répandre l'urine sur la peau des bourses, qui devient le siège d'un érythème chronique, même d'érysipèle.

Pour remédier à ces inconvénients, bien des procédés ont été imaginés. Ambroise Paré conseillait de se servir comme moyen palliatif d'une canule en buis ou en métal, de forme conique, destinée à diriger les cours de l'urine en l'appliquant par sa partie évasée sur le pubis. Delpech, et après lui Lallemand et Bouisson, employaient le procédé dit *des chirurgiens de Montpellier*, qui consiste à séparer les bourses en deux moitiés, avant d'amputer la verge à sa racine, et à suturer ensemble, après l'amputation, les lèvres antérieure et postérieure de chaque moitié scrotale. Thiersch transplantait l'urèthre dans le périnée. Pearce Gould et Montaz (de Grenoble) pratiquent une uréthrostomie périnéale. L'émasculation totale, en supprimant les bourses, supprime la cause de ces préoccupations et il en résulte, sans aucune contestation possible, un grand avantage au point de vue du pronostic et du résultat fonctionnel urinaire de l'opération.

Mais il est une objection d'un autre ordre qu'on peut faire au principe même de l'émasculation totale. On est en effet en droit de se demander si elle ne risque pas d'avoir sur l'état général de l'opéré des conséquence fâcheuses, soit au point de vue physique, soit au point de vue mental.

Chez l'homme, en effet, comme chez les autres animaux, la fonction génésique, pour n'être point essentielle à la vie, n'en demeure pas moins l'aboutissant ultime de toutes les fonctions physiologiques, et l'acte par lequel elle se manifeste est, en fin de compte, le but que l'organisme, par des voies plus ou moins détournées, s'efforce toujours d'atteindre.

Le développement d'un individu n'est terminé que lorsqu'il est en état d'assurer la perpétuité de l'espèce. A partir de l'âge pubère jusqu'à l'âge mûr, l'organisme subit des modifications profondes qui, commençant au moment où s'éveille l'activité des organes génitaux, ont pour résultat, dans toute la série animale, de favoriser le rapprochement des sexes. Elles donnent à chaque être cet ensemble de caractères qui constituent le type sexuel définitif.

Mais, de même qu'il est besoin pour produire ces changements d'une première excitation venue de l'organe essentiel de la fécondation, de même, pour qu'ils persistent et deviennent définitifs, il est nécessaire que cet organe conserve son activité fonctionnelle au moins pendant un temps assez long.

Dans le cas où ce fonctionnement vient à être interrompu, on constate une disparition progressive des effets qu'il avait produits. Les caractères particuliers du sexe s'effacent, l'organisme tend à retourner à son premier état indifférencié, et ce travail de régression se traduit par la complète déchéance physique et intellectuelle de l'individu tombé au rang d'être asexué.

Chez les animaux placés dans ces conditions, ce sont surtout les troubles physiques qui frappent l'observateur, et les troubles intellectuels, d'ailleurs plus difficiles à saisir pour nous, restent au second plan.

L'homme ainsi frappé, au contraire, non seulement est atteint physiologiquement au même degré que les animaux, et au point de vue psychique beaucoup plus profondément qu'eux en raison même de son développement intellectuel, mais encore il présente des troubles moraux qui lui sont absolument spéciaux.

Chez l'homme, en effet, il faut tenir compte, en outre des résultats de la vie sexuelle, de la conscience qu'il a de cette vie. Telle est l'importance que la nature attache à la perpétuation de l'espèce, que, bon gré mal gré, son idée domine toute la vie humaine et qu'à la faculté de pouvoir ainsi revivre dans ses descendants il s'est attaché un sentiment de dignité tel que tout homme, s'il vient à en être privé, croit subir une véritable dégradation.

Aussi, le plus souvent, la perte du pouvoir d'user des facultés viriles paraît-elle au moins aussi pénible que celle de ces facultés elles-mêmes, et, au point de vue mental, les conséquences de l'amputation de la verge sont-elles plus graves que celle de la castration.

Chez les sujets privés des organes sécréteurs du liquide séminal, la constitution se modifie et conserve ou reprend les traits du premier âge. La sécrétion pileuse se borne à quelques rares productions, le larynx reste grêle, la voix se distingue en conséquence par un timbre particulier; d'autres caractères, sur lesquels ils serait hors de propos d'insister, complètent la nouvelle condition physiologique des eunuques, auxquels s'ajoute une vraie déchéance morale. Mais, par le fait même de cette déchéance, le castrat s'accommode le plus souvent à ce nouveau mode de vivre, et, devenu incapable de toute ambition, il ne conserve qu'un vague regret de son existence antérieure.

Chez les sujets privés de la verge, c'est-à-dire de l'organe de la copulation, la modification de l'état moral a lieu dans un sens différent, et le plus ordinairement sous la forme d'une tristesse plus profonde. La mélancolie est le moindre mal qu'éprouvent les hommes ainsi mutilés. Il n'est pas rare de voir aboutir au suicide cette tristesse habituelle.

Ainsi l'influence exercée par la perte du membre viril n'est pas toujours identique à celle qui dépend de la castration. Il est donc légitime d'examiner si l'émasculation totale, combinaison de ces deux espèces de mutilations, n'a pas pour résultat d'ajouter les unes aux autres les conséquences nuisibles qui se constatent dans les deux cas. Si cela était reconnu vrai, les effets de l'opération assombriraient cruellement son pronostic et mettraient en garde contre elle tous les chirurgiens.

Pour avoir une opinion bien assise sur ce sujet, il serait besoin de statistiques raisonnées où les cas fussent nombreux et où les malades eussent été suivis pendant longtemps.

A défaut de documents pareils actuellement impossibles à établir, il nous semble *a priori* que l'émasculation totale, étant données les circonstances dans lesquelles on la pratique, ne doit pas avoir sur l'organisme le retentissement dangereux que lui font subir souvent les opérations portant sur les organes génitaux.

En effet, il faut tout d'abord remarquer que l'émasculation n'est indiquée que chez des hommes ayant dépassé l'âge adulte, presque chez des vieillards, en tout cas chez des individus dont le type viril est définitivement fixé. On ne doit point craindre par conséquent chez eux ces troubles à distance par lesquels l'organisme manifeste une espèce de régression vers le type féminin, à la suite de la castration.

De même au point de vue mental les conséquences ne nous paraissent pas devoir être très graves. On conçoit en effet qu'un individu dans la force de l'âge, au summum de la virilité, atteint d'une tumeur du testicule, d'un traumatisme de la verge ou de tuberculose génitale, tombe dans le marasme mélancolique, se suicide même à la suite d'une opération mutilante sur la sphère génitale. Mais peut-on comparer ce cas à celui de la plupart des malades dont nous nous occupons? Chez eux les fonctions génésiques sont depuis longtemps supprimées, la lésion de la verge leur interdit d'ailleurs tout rapprochement sexuel. On peut même supposer que l'opération sera accueillie avec un sentiment de délivrance par certains de ces malheureux porteurs de fistules urinaires d'origine néoplasique, dont les observations nous racontent l'histoire. Si la vie avait dû leur paraître à charge, ne s'en seraient-ils pas déjà délivrés avant l'opération, quand leurs journées et leurs nuits n'étaient qu'une suite de tourments qu'accroissait chaque miction.

Pourquoi d'ailleurs ne pourrait-on pas admettre que les effets divers de la castration et de l'amputation de la verge, loin de s'ajouter, se détruisent mutuellement? Pour nous, nous croyons que l'abblation des testicules enlevant toute cause d'excitation génésique est propre à diminuer les conséquences fâcheuses de l'amputation de la verge sur l'état mental.

Il ne faut d'ailleurs pas oublier que cette mélancolie consécutive aux opérations mutilantes sur les organes génitaux ne doit pas être considérée comme un fait absolument constant.

Elle peut être envisagée dans bien des cas comme résultant d'une prédisposition purement individuelle. Si l'on a vu le malade de Richerand, à qui sa femme rendit la vie insupportable, parce qu'il avait acheté la guérison au prix du sacrifice de son organe, mourir après trois jours de fièvre ataxique, on a vu d'autre part un malade déclarer qu'il préférait l'amputation de la verge qu'on lui avait faite à l'amputation d'un doigt.

Nous admettons donc qu'il ne faut pas exagérer l'importance que pourraient avoir les troubles consécutifs à l'émasculation. Mais comme tout danger qu'on peut prévoir doit être évité, nous en tiendrons un certain compte lorsqu'il s'agira d'établir les indications de cette opération.

Pour le moment, nous pensons avoir suffisamment montré qu'elle ne présente aucun danger particulier ni par elle-même ni par ses suites. Il nous resterait à discuter quelle est sa valeur réelle au point de vue thérapeutique. Mais il nous semble que le moment n'est pas encore venu où l'on pourra avoir à ce sujet une opinion sérieusement établie. Il serait présomptueux de se prononcer sur ce sujet d'après la dizaine de cas que l'on pourrait recueillir.

La lecture des observations que nous allons relater, les réflexions qu'elles suggèrent, nous semblent bien plus utiles pour établir les indications de ce moyen thérapeutique.

CHAPITRE IV

OBSERVATIONS

Observation I

(De M. Mercanton, de Lausanne. Réunion annuelle de la Société médicale de la Suisse romande.)

M. V. Mercanton, chirurgien de l'hôpital cantonal de Lausanne, présente une série de malades, parmi lesquels un homme de quarante ans, qui était porteur d'un cancroïde ayant envahi les deux tiers de la verge.

Cet organe a été extirpé en totalité en détachant les corps caverneux de leur insertion aux branches du pubis. La portion membraneuse de l'urèthre, soigneusement disséquée, est fixée à l'extérieur au moyen d'une boutonnière pratiquée sur la ligne médiane du périnée ; les testicules sont enlevés, ainsi que d'énormes paquets de ganglions infiltrés aux plis de l'aine.

La miction se fait sans difficulté ; l'orifice de l'urèthre est représenté par un petit tubercule rosé situé au périnée.

Il y a plus d'un an que l'opération a été faite, et l'on n'observe pas trace de récidive.

Observation II

(De M. le professeur Chalot de Toulouse)

G... (Pierre), cinquante-deux ans, cultivateur, m'est adressé, le 13 avril 1892, par mon ancien élève et ami, M. le docteur Chasserau (de Baziège, Haute-Garonne), que je remercie de m'avoir transmis tous les renseignements antérieurs et postérieurs à l'opération.

Il porte sur la verge, qui est énorme, absolument déformée et criblée de fistules, une vaste ulcération bourgeonnante, d'un rouge blafard, extrêmement fétide, à bords ligneux et saillants. Cette ulcération s'étend d'une part jusqu'à la partie inférieure du mont de Vénus et de l'autre sur la moitié antérieure de la bourse gauche, faisant corps avec le testicule correspondant. La peau de la bourse droite est rouge, indurée simplement, infiltrée au-dessous de la racine de la verge et sur la partie antérieure ; le testicule est intact. Aux deux aines, engorgements considérables des ganglions lymphatiques. Le malade souffre horriblement à chaque miction ; l'urine sort goutte à goutte ou par petits jets à travers les fistules précitées. État général mauvais.

Comme antécédents, scarlatine dès le jeune âge, et, depuis l'âge de trente ans, troubles urinaires de plus en plus accentués que le malade attribuait « à des pierres », mais qui étaient en réalité produits d'abord par une uréthrite, puis par une dégénérescence de l'urèthre.

Le malade a eu dix enfants, dont cinq vivent encore et sont bien portants ; le dernier a neuf ans.

Opération le 14 avril 1892. — La technique suivie est à peu près exactement celle que j'ai décrite comme procédé typique. Pendant l'opération, le malade a eu une syncope extrêmement alarmante que je crois devoir attribuer au chloroforme bien plutôt qu'à la perte du sang, laquelle a été relativement peu considérable. Diagnostic histologique : épithélioma pavimenteux lobulé.

Suites opératoires excellentes.

Aujourd'hui 6 octobre 1894, *deux ans et demi après l'opé-*

ration, mon opéré se porte tout à fait bien ; il est plein d'entrain et de gaîté et se livre régulièrement aux travaux des champs. Seulement, pendant le jour, il est obligé d'uriner presque toutes les demi-heures : le besoin est impérieux ; notre homme part au galop, se baisse sur ses jambes comme pour aller à la selle, émet une toute petite quantité d'urine, mais sans la moindre souffrance. Ce besoin s'amende chaque fois qu'on fait un lavage de la vessie avec de l'eau boriquée tiède. Pendant la nuit l'incontinence d'urine est complète. Mon confrère m'écrit enfin que G... éjacule tous les huit ou dix jours en rêvant pendant la nuit, et prétend éprouver une grande jouissance. Il n'y a pas la moindre trace de récidive locale.

Observation III

(De M. le professeur Chalot, de Toulouse)

J.-P. P..., soixante-trois ans, est entré dans mon service à l'Hôtel-Dieu de Toulouse, le 8 janvier 1894.

Il présente à la partie gauche et inférieure de la verge un ulcère à bords indurés, éversés, couvert d'un pus jaune verdâtre et fétide au fond duquel par plusieurs orifices, depuis un mois, sort toute l'urine par petits jets ; rien ne passe plus par le méat, l'ulcère fait corps avec une induration cutanée qui couvre tout le mont de Vénus jusqu'à un travers de doigt au-dessus du bord supérieur de la symphyse, et cette induration se continue d'autre part, à gauche et à droite, avec une masse ganglionnaire lobulée, cohérente, laquelle occupe la moitié interne de chaque canal inguinal, ainsi que la partie supérieure et interne du triangle de Scarpa jusqu'à 4 centimètres au-dessous du ligament crural, au-devant et en dedans des vaisseaux fémoraux. D'autre part l'ulcère se continue avec une induration semblable de tout le scrotum gauche jusqu'au pli de la cuisse gauche et sur la moitié interne de la bourse droite; les testicules sont sains, de même le périnée. La verge est tuméfiée et rougâtre. Une petite sonde introduite dans l'urèthre pénien ne peut passer au delà de l'arcade pubienne. Mauvais état général, anémie et maigreur considérables.

Opération le 11 *janvier* 1894. — Incision transversale cutanée passant à deux travers de doigt au-dessus du pubis, et allant du milieu d'un ligament crural au milieu de l'autre; puis deux incisions obliques en bas et en dedans, menées de cette incision dans la direction des cordons spermatiques droit et gauche, sur une longueur de 5 centimètres environ. Mise à nu des cordons à chaque anneau inguinal externe, libération sur une hauteur de 2 centimètres d'avec le tissu cellulaire ambiant, pincement temporaire en masse de chaque cordon avec une pince hémostatique ordinaire contre l'anneau inguinal, et section du cordon 1 demi-centimètre au-dessous, d'un coup de ciseaux. Alors je prolonge en bas, au bistouri, l'incision cutanée oblique gauche, mais en suivant le sillon scroto-fémoral lui-même, afin de rester en dehors de l'induration, puis en rejoignant le raphé périnéal à 2 centimètres 1/2 environ au devant de l'anus. Je prolonge de même l'incision oblique droite, mais en passant sur le milieu de la bourse droite pour conserver assez de téguments et faire la réunion cutanée périnéale; je rejoins ensuite l'extrémité inférieure de la précédente incision au devant de l'anus, d'où la forme générale de l'incision. J'excise maintenant tous les organes génitaux ainsi circonscrits, de haut en bas, avec de forts ciseaux demi-courbes, en rasant la symphyse pubienne, puis les branches ischio-pubiennes à petits coups. Dès que la section arrive au-dessous de l'arcade pubienne jusqu'aux corps caverneux, jet de sang de l'artère dorsale gauche, pince à forcipressure ; puis section des corps caverneux, jet de chaque caverneuse, une pince sur chacune en plein tissu caverneux. Je tranche à son tour l'urèthre, petits jets à droite et à gauche de son corps spongieux, deux autres pinces. Enfin, j'achève l'exérèse principale d'un seul bloc en coupant les téguments restants à l'angle inférieur de la plaie. Je reconnais facilement la coupe du canal uréthral et sa muqueuse, et je passe un cathéter dans la vessie. J'excise alors les racines du corps caverneux ; un jet de sang à droite et à gauche, une pince sur chaque artère radiculaire sous la branche descendante du pubis. Je libère le moignon bulbo-uréthral et le fixe à l'angle inférieur de la plaie en cousant la muqueuse à la peau ; un point en arrière, trois de chaque côté. Comme la ligature me paraît impossible, de même la filopressure, je laisse en place, pour quarante-huit heures, cinq pinces à forcipressure qui ferment l'artère dorsale gauche (la droite n'a point donné, pas plus que la veine médiane dorsale profonde), les deux artères caverneuses radiculaires, et deux autres vaisseaux innommés au-dessus du moignon uréthral. Ligature isolée des vaisseaux de chaque cordon spermatique, et suppression de la forcipressure massive. Enfin, j'énuclée, non sans peine, en rasant chemin faisant les vaisseaux fémoraux, tous les ganglions, quelques-uns friables comme du mortier ; il a fallu pour cela disséquer la peau au loin du côté des aines et surtout des cuisses. — Lavage au sublimé. Les téguments des cuisses et du périnée se prêtent assez bien à la réunion, mais je ne puis combler complètement la plaie au-devant de la symphyse, à cause de l'insuffisance d'étoffe, ni en arrière, au-dessus du moignon uréthral, à cause de la présence des pinces à demeure. La réunion n'est donc pas médiane au périnée, mais latérale gauche. Sonde de Pezzer à demeure à la place du cathéter,

pansement iodoformé, bandage en T. Durée totale de l'opération depuis le début de l'anesthésie éthérique, soixante-cinq
minutes. Perte de sang : 100 grammes environ. Pas de shock.

Les suites opératoires, qu'il est inutile de rapporter en leurs
menus détails, n'ont rien laissé à désirer.

Diagnostic histologique : épithéliome pavimenteux lobulé.

Aujourd'hui, 6 octobre 1894, huit mois après l'opération,
on ne constate aucun indice de récidive et l'état général est
très satisfaisant. La miction a lieu sans douleur, toutes les
quatre ou cinq heures, mais l'urine mouille en partie la face
interne de la cuisse gauche, parce que la ligne verticale de
réunion est plus rapprochée de ce côté, et que le bourrelet
formé par le segment conservé de la bourse droite dévie un
peu le méat dans le même sens. Pour uriner, mon second opéré
est obligé de s'accroupir. J'ai eu l'idée de lui faire porter un
urinal ordinaire de femme, en caoutchouc, afin de lui permettre d'uriner debout et de ne pas se mouiller, mais le but n'a
pas encore été parfaitement atteint. Il y aurait eu, depuis
l'opération, au dire du malade, trois ou quatre éjaculations
voluptueuses pendant la nuit.

Observation IV

(De M. le docteur BAZY)

M..., âgé de soixante-deux ans, est né à la Guyane (homme
de couleur). Il a eu, étant tout jeune, plusieurs blennorrhagies.
Bonne santé habituelle, sauf quelques accès de fièvre inter-
mittente.

En 1886, difficulté pour uriner. On le sonde. On lui aurait
fait de fausses routes dans l'urèthre prémembraneux. Depuis,
il n'a plus voulu se laisser sonder.

Les difficultés d'uriner augmentent (douleur et fréquence).

En février 1894, tuméfaction vers la racine de la verge, et, un mois après, deuxième fistule au niveau du scrotum, sur la ligne médiane et à deux centimètres au-dessous de l'autre. A partir de ce moment, il n'urine plus par le méat. Douleurs de plus en plus vives. Miction toutes les vingt ou trente minutes.

État actuel. — Malade affaibli par la souffrance et l'insomnie. Organes génitaux : verge à peu près normale, indurée à sa base ; racine du scrotum tuméfiée et indurée ; deux fistules au siège indiqué plus haut, par où passe toute l'urine. Les bords de ces fistules sont tapissés de noyaux roses. Les tissus environnants sont indurés et comme lardacés. Le cathétérisme avec des bougies exploratrices et même avec des bougies filiformes est impossible. La bougie s'engage dans des tissus friables qui saignent facilement.

L'urine est très trouble, purulente. Les mictions sont très fréquentes et très douloureuses, douleur surtout à la fin de la miction et telle que le malade pousse des cris.

Dans l'aine, des deux côtés, on sent quelques ganglions petits, douloureux, et qui paraissent enflammés simplement, non dégénérés.

Diagnostic. — Épithélioma uréthral avec des fistules secondaires et cystite très douloureuse. Au cœur : bruit intense à la base et au premier temps. Myocardebon.

Néanmoins, il peut y avoir des doutes sur l'état du cœur. Nous décidons, le médecin de M... et moi, d'appeler en consultation notre collègue de Lariboisière, M. le Dr Landrieux, qui nous confirme dans nos précisions, et ne voit pas de contre-indication au chloroforme.

Comme ce diagnostic d'épithélioma n'avait pas été admis par tous, et que la conduite eût été différente s'il se fût agi de simples fistules, je fais pratiquer une biopsie par M. Dominici, interne de Bicêtre, au Laboratoire de M. Gombault. Le diagnostic est confirmé.

On décide donc l'ablation de la verge et de la tumeur, ainsi que celle des testicules, désormais sans objet.

OPÉRATION le 3 juillet 1894, avec le concours des médecins de M... et de mes propres internes. — Incision elliptique partant du pubis et allant de chaque côté aboutir au devant de l'anus pour former là comme la queue d'une raquette ; chemin faisant, on lie les deux cordons. Dès que l'urèthre est rencontré, on y passe une sonde. Puis, après l'avoir incisé légèrement sur la face inférieure, on le suture aux lèvres de la plaie voisine.

Le reste de la plaie est aussi réuni. Sonde à demeure, pansement iodoformé. L'antisepsie n'ayant pu être complète pendant l'opération, puisqu'on opérait sur des tissus infectés, il y eut un peu de réaction et une légère suppuration de la plaie qui guérit par bourgeonnement ; cependant la suture uréthro-cutanée a en grande partie résisté.

Les ganglions de l'aine reviennent peu à peu à l'état normal, montrant bien par là que l'on n'avait pas affaire à une adénopathie cancéreuse. Après quatre jours, la sonde à demeure, qui est difficilement supportée, est enlevée.

L'examen des pièces, fait par M. Dominici, montre un épithélioma pavimenteux lobulé, développé aux dépens de l'urèthre et envahissant largement les corps caverneux.

Dès que l'état local le permet, on s'occupe de la vessie et on constate qu'elle ne se vide pas complètement. Le toucher rectal pratiqué à ce moment montre qu'elle est sclérosée. La prostate est entourée de tissu fibreux ; on pratique régulièrement l'évacuation et les lavages, qui sont difficilement supportés. Les instillations, la cocaïne, l'antipyrine, les lavements ne font rien. L'état douloureux persistant, nous décidons de pratiquer le méat hypogastrique permanent.

OPÉRATION le 10 septembre. — Lavage de la vessie à l'eau boriquée tiède. Il est impossible de laisser dans la vessie quelque peu de liquide, le malade manifestant de la douleur, malgré l'anesthésie chloroformique, à chaque injection vésicale. Pas de ballon de Petersen dans le rectum. Incision de 8 centimètres sur la ligne blanche, partant d'un centimètre de la symphyse et remontant vers l'ombilic. Dissection des tissus couche par couche ; on arrive sur la vessie qu'on reconnaît à sa couleur gris bleuâtre et aux vaisseaux sanguins qui rampent à sa surface. A ce moment, une sonde métallique est introduite par le méat. Elle vient faire saillie au niveau de la paroi antérieure de la vessie que le bistouri ponctionne. Suture de la vessie à la peau. On place une sonde de Pezzer, que du reste on est obligé d'enlever le sixième jour. L'opération semble déterminer une amélioration, mais la vessie ne peut supporter aucun instrument métallique ou autre. De plus, de temps en temps, ce nouveau méat se bouche et des crises douloureuses en sont la conséquence.

Actuellement, le malade ne présente pas de récidive de son épithélioma. Il urine toute la journée par son méat périnéal. Ce n'est que de temps en temps, surtout le soir, qu'il doit uriner par son méat hypogastrique, qui a une grande tendance à se fermer.

Examen histologique de la tumeur.— Le canal de l'urèthre a été fendu à sa face inférieure dans le sens de sa longueur. La verge a été coupée en tronçons. Fixation par le liquide de Müller, inclusion dans la paraffine. Coupes transversales des tronçons perpendiculaires au grand axe de la verge. Double coloration par l'éosine et l'hématoxyline.

Les coupes ont été faites au niveau de la région occupée par la tumeur au delà et en deçà du néoplasme.

Examen des coupes pratiquées au niveau de la tumeur. — Celle-ci se présente au niveau des préparations sous l'aspect d'une masse à contours irréguliers, pénétrant dans l'épaisseur du tissu caverneux sur une hauteur de 7 à 8 millim. et sur une longueur de 5 à 8 millim. Le néoplasme est constitué par des boyaux et des blocs épithéliaux irrégulièrement cubiques ou arrondis, à centres occupés par des globes cellulaires ayant subi la transformation cornée.

A la partie médiane, les masses épithéliales, presque contiguës, sont séparées par des travées de tissu intermédiaire, très minces ; celles-ci deviennent plus épaisses à la périphérie où elles se continuent avec le tissu caverneux adjoint au néoplasme. Dans cette zone apparaissent quelques noyaux épithéliaux aberrants.

Blocs épithéliaux. — Ils sont constitués par des cellules de forme ovale. A la périphérie, les unes sont allongées et grêles, certaines sont cubiques, volumineuses, d'autres sont effilées à une extrémité, renflées du côté opposé ; quelques-unes creusées en capsules. Au centre, les éléments s'allongent, s'applatissent, deviennent foliacés, s'imbriquent concentriquement en subissant la transformation cornée.

Dans les cellules apparaissent des noyaux volumineux et des corps irréguliers d'aspect, fortement colorés en violet par l'hématoxyline.

Tissu intermédiaire aux îlots épithéliaux. — Il est constitué par le tissu caverneux de la verge, infiltré d'éléments jaunes en haut ; en bas, il est impossible de différencier la région uréthrale de la zone des tissus caverneux, ces parties ayant été remaniées par l'évolution néoplasique.

Examen des zones adjacentes à la tumeur. — 1) *Au niveau de l'urèthre.* — En général, la paroi uréthrale a disparu sous l'influence de la macération et du processus inflammatoire. En certains points, elle est remplacée par un tissu de bourgeons charnus. En d'autres points apparaissent des cellules cubiques, tapissant des culs-de-sac et des saillies papilliformes reposant sur une base formée par des cellules embryonnaires plongées dans une gangue normale.

2) *Au niveau du tissu caverneux.* — Ici apparaît une infiltration des plus abondantes des cellules embryonnaires, noyant les faisceaux conjonctifs élastiques et musculaires et s'étendant en nappe au niveau des mailles du tissu caverneux, groupées en foyers en certains points, disposées en mouchoirs autour des vaisseaux et des nerfs, sans réaction spéciale de la part de ces derniers.

Le processus d'infiltration s'étend très loin autour de la tumeur, à 6 centimètres au moins en avant de celle-ci.

Nulle part l'examen n'a permis de constater l'existence de tissu fibreux cicatriciel.

Il existe, dans la région de la verge examinée, un épithélioma pavimenteux lobulé corné avec réaction inflammatoire périphérique intense.

Observation V

(De M. ALBARRAN)

Le nommé Jules G..., âgé de quarante-trois ans, employé, entre, le 26 juillet 1894, à l'hôpital Necker, salle Velpeau, n° 1, service de M. le professeur Guyon.

Antécédents héréditaires. — Rien à noter. Père mort de pneumonie. Mère se porte bien. Le malade a quatre enfants se portant bien.

Antécédents personnels. —Jamais de blennorrhagie. Chancre induré à dix-huit ans, à l'extrémité du gland. N'a jamais eu aucun autre accident syphilitique, sauf, depuis quelques mois, du psoriasis volontaire. Depuis quatre ans, eczéma sur les bras et sur les jambes.

État actuel. — Il y a quatre ans, pendant le cours d'une fluxion de poitrine, la verge commença à enfler. Le médecin qui le soignait s'aperçut de cet accroissement de volume. Le malade ne présentait néanmoins aucun trouble et aucune douleur à la miction, et il reprit son travail, malgré l'état persistant de sa verge.

La verge continua à grossir, et environ une dizaine de mois après le début de la maladie, il y a par conséquent trois ans, une fistule apparut à l'extrémité postérieure de la portion dorsale de la verge, sous le pubis. Cette fistule s'établit sans occasionner aucune douleur, sans diminution du jet ; l'urine sortait à la fois par la fistule et par le méat.

Puis, peu à peu, l'enflure de la verge s'étendit à tout cet organe et gagna sur la portion antérieure et supérieure des bourses ; il se forma là une tumeur sur laquelle s'ouvrirent plusieurs fistules.

Le malade n'a jamais eu de fistule au périnée.

Examen. — La verge est tuméfiée et déformée, elle possède un volume triple qu'à l'état normal. Tout le fourreau de la verge est induré, et le gland, caché par un phimosis dur, ne peut être découvert. Les bourses sont transformées en une énorme tumeur d'aspect inflammatoire ayant le volume des deux poings réunis.

Sur la verge et sur cette tumeur existent plusieurs fistules par où s'écoule, à la pression, une sanie fétide. Les bords d'un certain nombre de fistules sont entourés d'une portion de tissu mortifié analogue à celui des gangrènes par infiltration d'urine.

La première fistule apparue, sous le pubis, persiste encore.

A la vue, le périnée paraît sain, mais on sent, par le palper, que toute la portion scrotale de l'urèthre est très dure et augmentée de volume. Et à la racine des bourses on sent une tumeur dure, due probablement à une infiltration de pus.

Les testicules, rejetés à la partie inférieure et postérieure des bourses, sont sains.

Les ganglions de l'aine sont gros et durs des deux côtés. On ne sent pas de ganglions dans les fosses iliaques.

A ce moment, le malade souffrait de douleurs intolérables empêchant tout repos ; il présentait, en outre, de la fièvre et un état général adynamique grave ; de plus, la vessie se vidait incomplètement.

Étant donnés ces phénomènes, le jour même de l'entrée du malade, le 28 juillet, on fait une première opération pour dégorger tous ces tissus remplis de pus. Avec le thermocautère M. Albarran fait de profondes incisions, ouvrant toutes les fistules et toutes les cavernes ; on ouvre de même au thermocautère cette induration purulente de la racine des bourses, et l'on fait communiquer cette incision postérieure avec les incisions antérieures.

L'intérieur de ces cavernes est rempli de masses bourgeonnantes et sanieuses, on en enlève quelques fragments pour l'examen.

Grands lavages à l'intérieur de ces cavités. Pansement humide.

L'examen des morceaux enlevés montre qu'on a affaire à un épithélioma.

Le 1er août 1894, M. Albarran fait, sous le chloroforme, l'amputation de la verge et la double castration. Incision en V renversé, dont le sommet est placé à 2 centimètres au-dessus de la fistule sus-pubienne et dont les deux branches obliques descendantes viennent contourner l'incision scrotale. Par cette incision on découvre successivement les deux cordons spermatiques qui sont sectionnés après avoir lié en deux paquets les éléments qui les constituent.

Les deux cordons étant liés, dissection de haut en bas, au ras du pubis. On arrive ainsi sur l'artère dorsale de la verge ; on la pince et on la sectionne, puis on aborde le corps caverneux et on le sectionne, en faisant l'hémostase au fur et à mesure. Ceci fait, les jambes du malade relevées, on aborde le périnée.

De chaque côté, l'extrémité inférieure de l'incision prépubienne en V renversé est prolongée en suivant d'abord les parties latérales du périnée jusqu'au delà de la racine des bourses. A ce moment, l'incision tourne en dedans, vers la ligne médiane, pour se réunir à celle du côté opposé. L'incision périnéale constitue ainsi un V ouvert en avant dont les branches terminales se réunissent aux extrémités inférieures de l'incision prépubienne. Du sommet de ce V périnéal, qui regarde l'anus, part un prolongement médiane qui s'avance jusqu'à 3 centimètres de l'anus.

On tombe ainsi dans une cavité, qui paraît être l'urèthre dilaté, mais il est impossible d'introduire par là une sonde dans la vessie. M. Albarran n'insiste pas, mais termine l'opération et fait l'ablation de toute cette masse en sectionnant l'urèthre. Par l'orifice de l'urèthre sectionné on introduit facilement une sonde dans la vessie et l'on peut se rendre compte que la première incision avait porté, non sur l'urèthre, mais sur une poche urineuse.

L'urèthre est sain, ainsi que les tissus qui l'environnent ; il ne reste rien de l'épithélioma.

On isole alors l'urèthre dans l'étendue de 3 centimètres pour faciliter par cette mobilisation la suture du canal de l'urèthre à la peau du périnée.

On enlève la plupart des pinces en mettant des ligatures au catgut ; seules les pinces posées sur le corps caverneux sont laissées en place.

On procède ensuite à la suture.

Trois points de suture profonde au catgut, à la partie postérieure de la plaie, au niveau de la poche urineuse. On arrête ainsi l'hémorragie.

Puis on suture la peau d'arrière en avant jusqu'à l'urèthre, sutures au crin de Florence.

L'urèthre est fixé à la peau par cinq points au crin de Florence.

On suture encore les deux lèvres de l'incision par un point au devant de l'urèthre pour que l'urèthre ne soit pas tiraillé.

On ménage l'espace nécessaire pour laisser passer les pinces posées sur le corps caverneux et on ferme la partie antérieure de l'incision par trois points de suture au crin de Florence.

Enfin, ablation des ganglions de l'aine du côté droit ; on enlève six ou sept ganglions.

L'opération a duré une heure et quart, le malade commence à supporter mal le chloroforme.

On arrête l'opération, les ganglions du côté gauche seront enlevés dans quelques jours.

3 août. — On enlève les pinces, le malade va très bien, pas de fièvre, tousse un peu.

Plaie inguinale réunie par première intention.

8. — On refait le pansement. On enlève les fils. Les points de suture qui attachaient l'urèthre à la peau ont lâché.

10. — On refait le pansement. Les parties sphacélées, produites par les pinces à demeure, ne sont pas encore complètement éliminées. Tout va très bien.

15. — On refait le pansement. La partie antérieure de l'incision est complètement réunie, sur une longueur d'environ 7 centimètres.

La partie postérieure forme une plaie de 8 centimètres de longueur sur 4 centimètres de largeur à sa partie moyenne.

Au milieu de la plaie, les parties sphacélées par les pinces à demeure restent encore. Tout autour une zone bourgeonnante vermeille.

L'ensemble de la plaie a l'aspect d'une vulve saignante, à bords rouges frangés, à fond bourbillonneux, jaunâtre, avec quelques lambeaux filamenteux brun noirâtre, dus au sphacèle superficiel de la surface de section du corps caverneux.

De la partie inférieure de la plaie sort la sonde (de Pezzer) à demeure par laquelle s'écoule facilement une urine un peu trouble, foncée et normale comme quantité.

Les bords de l'uréthrostomie ont cédé, les fils ont été retirés et les lèvres cutanées de la plaie, à ce niveau, ont bon aspect.

L'état de l'aine droite est bon ; on sent dans l'aine gauche quelques ganglions durs, qu'on doit prochainement enlever.

L'état général est bon, l'appétit, le sommeil, le facies sont très satisfaisants. Pas de fièvre.

17. — Extirpation des ganglions de l'aine gauche.

21. — État de la plaie. Les parties sphacélées sont presque complètement éliminées. La longueur de la plaie est diminuée.

28. — Bon état général, et bon état de la plaie.

29 septembre. — Le malade quitte l'hôpital dans un très bon état. La cicatrisation est complète. Le malade s'est présenté plusieurs fois depuis. Il n'y a pas trace de récidive. L'état général est bon.

Au mois de mai 1895, le malade revint avec une récidive dans les ganglions prévertébraux et iliaques; ces ganglions tuméfiés comprimèrent évidemment les vaisseaux iliaques, car il existait un œdème très étendu de la jambe. Pas de récidive dans les ganglions inguinaux. Une opération ayant été jugée impossible, le patient retourna chez lui, où il mourut au commencement de juillet 1895.

Observation VI

(Recueillie dans le service de M. le professeur Forgue)

X...., cinquante et un ans, né à Hérange, canton de Phalsbourg, homme d'équipe au chemin de fer, marié, entre à l'hôpital St-Éloi, dans le service de M. le professeur Forgue, le 28 février 1896.

Ses antécédents héréditaires ne présentent rien de particulier.

Il n'a jamais été atteint de maladies vénériennes, n'a reçu aucun traumatisme digne d'attirer l'attention, et, en dehors d'une fièvre chaude (?) contractée en Algérie pendant son service militaire, il a toujours joui d'une excellente santé.

Il y a environ neuf ans, raconte-t-il, il s'aperçut qu'il était porteur sur la muqueuse préputiale d'une petite tumeur ulcérée, du volume d'une lentille, dont il attribue l'origine à un coït extraconjugal et qu'il qualifie de chancre. Mais ce prétendu chancre, au lieu de disparaître, s'accrut, quoique très lentement, et atteignit environ le volume d'un petit pois. Il resta ensuite pendant longtemps complètement stationnaire, et le malade, qui continuait à avoir des rapports sexuels et qui décalotait aussi aisément que par le passé, ne s'inquiéta nullement de sa lésion pour laquelle il ne consulta même pas de médecin. Un coup de chaîne qu'il reçut sur les parties ne détermina, il y a quatre ans, aucun changement dans l'évolution de la tumeur.

Les choses étaient dans l'état, lorsque au mois de septembre 1895, à la suite d'un coït normal, cette ulcération se mit à saigner. A partir de ce moment, le prépuce grossit, il se déclara du phimosis, la verge et les bourses augmentèrent de volume et, l'état local empirant chaque jour, le malade se décida à réclamer les secours de l'art.

L'état général était pendant ce temps resté toujours très bon.

A son entrée à l'hôpital, on constate que le scrotum forme une véritable tumeur grosse environ quatre fois plus que des bourses normales et très indurée. La verge, peu saillante au milieu de cette masse, doublée de volume en épaisseur, incur-vée à gauche et en bas, présente au milieu de sa concavité une fistule par laquelle un stylet pénètre jusqu'au sillon bala-no-préputial. Le prépuce, très épaissi également, recouvre complètement le gland, et un phimosis très serré empêche d'examiner les parties sous-jacentes.

L'urine s'écoule normalement par le méat. On ne constate pas de trace d'engorgement ganglionnaire dans les aines.

L'état général est bon.

Dans ces conditions, M. le professeur Forgue décide d'exé-cuter une opération dont le but sera d'abord de permettre l'exploration complète des parties atteintes et ensuite de pra-tiquer leur ablation.

OPÉRATION. — L'antisepsie et l'anesthésie préopératoires étant faites, on place le malade dans la situation de la taille périnéale.

De deux coups de bistouri, l'un en haut, l'autre en bas, M. Forgue débride le phimosis et met à découvert le gland, dont on trouve la moitié gauche tout entière détruite par une vaste ulcération du fond de laquelle s'élèvent des végétations d'apparence épithéliomateuse qui paraissent avoir envahi les corps caverneux. L'incision antérieure est prolongée de manière à mettre à nu toute la partie correspondante de la verge qui peut ainsi être examinée.

Devant les résultats de cette exploration, il est évident que la mutilation devra être plus considérable qu'il n'était permis de le supposer au premier abord. L'état des téguments est tel que toute la verge et la moitié antérieure du scrotum, au moins, doivent être extirpées.

Par une incision en raquette, dont le sommet est situé au milieu de la symphyse pubienne, et dont la croupière englobe presque tout le scrotum M. Forgue circonscrit la totalité des tissus atteints.

Toute la région comprise dans ces limites est détachée au bistouri. La verge d'abord est sectionnée presque au ras du pubis. Le canal est coupé le premier et au niveau de sa rétraction les corps caverneux. Leur surface saigne, et, comme la spongiopressure ne suffit pas à arrêter l'hémorragie, on suture l'une à l'autre leur paroi opposée, de manière à faire une sorte de filopressure des artères.

La portion scrotale comprise dans la croupière de la raquette est ensuite enlevée.

Il ne demeure alors plus rien des parties atteintes. Mais il ne reste plus assez d'enveloppe cutanée pour recouvrir les testicules. Il faut donc se résoudre à les supprimer et pratiquer une castration double par le procédé ordinaire, ligature en masse de chacun des deux cordons et section au-dessous de la ligature.

Pour le peu de peau qui reste, bien loin de le supprimer, M. Forgue l'utilise, et, y renfermant les débris des enveloppes des testicules, il en constitue un rudiment de bourses, qui pourra peut-être jouer un rôle moral.

Cela fait, il suture la queue de la raquette depuis la symphyse jusqu'au canal de l'urèthre, et par six points de chaque
côté rattache les parties latérales de ce canal à la peau envi-
ronnante.

La paroi inférieure de l'urèthre est fendue sur une étendue
d'un centimètre. Les deux moitiés en sont rabattues comme
les ailes d'un col et suturées par cinq points à la peau.

La suture de la peau termine l'opération, qui donne pour
résultat immédiat un semblant de scrotum situé au-dessous
d'un orifice ombiliforme qui est le nouveau méat urinaire.

Par cet orifice on introduit une sonde en gomme qu'on laisse
à demeure dans la vessie.

Les suites de l'opération ont été aussi bonnes que possible.
Le malade, à qui les points de suture avaient été enlevés huit
jours après l'intervention, a commencé à se lever deux jours
plus tard et a quitté l'hôpital le 26 mars 1896.

Il retenait bien l'urine, mais était forcé de s'accroupir au
moment de la miction. Sa plaie s'était réunie par première intention.

Nous devons à l'obligeance de M. Poujol, chef des travaux
d'anatomie pathologique, de pouvoir reproduire l'examen au-
quel il a procédé des parties enlevées.

DESCRIPTION ET ÉTUDE ANATOMO-PATHOLOGIQUE

La verge est intéressée à sa partie antérieure par une
ulcération qui a détruit la moitié gauche du gland et s'est
étendue dans le corps caverneux gauche jusqu'à 1 cent. 1/2
du sillon balano-préputial.

De tout le fond de la perte de substance s'élèvent des végétations papillaires en choux-fleurs, assez hautes ; les plus

petites végétations sont hémisphériques et sessiles, les plus
développées s'implantent par un pédicule assez mince et me-
surent plus d'un centimètre du point d'implantation au sommet. Ces végétations sont friables et de couleur blanchâtre.

A la limite de l'ulcération, sur la surface du gland, les végétations font saillie au-dessus de la muqueuse saine et
s'éversent latéralement sur celle-ci.

Sur des sections comprenant le tissu néoplasique et les
couches sous-jacentes, on voit que les végétations sont for-
mées par une partie interne fibreuse et rosée et par une écorce
épaisse de 3 millim., blanchâtre, à contours sinueux. Cette
même couche blanchâtre tapisse le fond de l'ulcération ; elle
repose sur une couche fibreuse ayant 1 à 2 millim. d'épais·
seur. De la face profonde de celle-ci partent quelques faibles
tractus fibreux s'irradiant dans le tissu érectile du gland ou
du corps caverneux.

A la partie antérieure, le fond de l'ulcération est séparé
de l'urèthre par une couche assez épaisse de tissu sain, mais
à l'union du gland avec les corps caverneux le fond de l'ulcération est très rapproché de l'urèthre dont la sépare une
épaisseur de 2 à 3 millim. seulement. Cependant l'urèthre
incisé et ouvert est sain dans toute sa portion pénienne et il
est manifeste que la muqueuse uréthrale n'a pas été le point
de départ de la néoplasie.

L'ulcération du gland et du corps caverneux s'est propagée
à la face interne du prépuce, à gauche. Les végétations qui
tapissent cette portion préputiale de l'ulcération sont gris
blanchâtre, basses, à tous petits mamelons.

Le prépuce, les enveloppes de la verge et la moitié antérieure des bourses ont été excisées dans les premiers temps
de l'opération. Ces parties sont le siège d'un œdème dur qui
confond les différentes enveloppes en une couche unique d'un
tissu lardacé épaisse de 1 centimètre. La consistance de ce

OBSERVATION VI

(Prise dans le service de M. le professeur Forgue)

AVANT L'OPÉRATION

OBSERVATION VI

(Prise dans le service de M. le professeur Forgue)

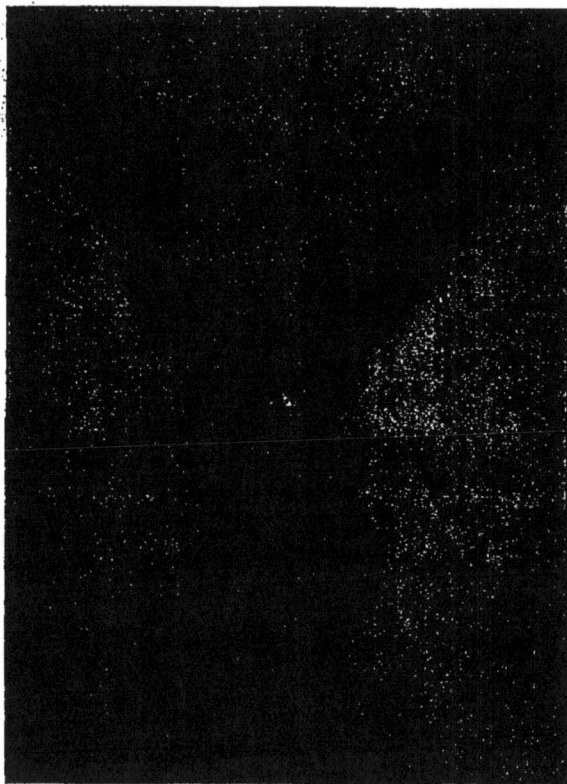

APRÈS L'OPÉRATION

tissu est très dure et la pression n'exprime des surfaces de section qu'une quantité insignifiante de sérosité. Les plis normaux des téguments hypertrophiés et indurés par l'œdème chronique sont parcourus par des sillons profonds et donnent à la peau une apparence verruqueuse. Les testicules sont sains.

Les produits du raclage se composent uniquement de cellules malpighiennes et de squames ou globules épidermiques. Il n'y a pas de doute pourtant qu'il s'agisse d'épithélioma et non de papillome, puisqu'il y a une large perte de substance. Mais cet épithélioma est remarquable par sa tendance à découper des papilles dans le tissu où il creuse et par la faible étendue de la zone néoplasique sous-jacente à l'ulcération.

CHAPITRE IV.

—

INDICATION

Pour si peu de danger que l'exécution d'une émasculation totale fasse courir à la vie de l'opéré, elle n'entraîne pas moins une mutilation si lamentable qu'elle ne doit être, semble-t-il, justifiée que dans quelques cas exceptionnels.

Cependant tel n'est point l'avis des deux chirurgiens italiens qui les premiers ont pratiqué avec succès cette opération. Pour M. Morisani, elle serait indiquée toutes. les fois qu'un cancer a attaqué la verge dans une assez grande partie de son étendue, même lorsqu'elle n'est point atteinte dans toute sa longueur et que l'envahissement s'arrête à quelque distance du pubis. Doivent être émasculés selon lui tous les malades que, jusqu'à présent, on considérait comme tributaires d'une des nombreuses méthodes d'amputation de la verge.

Pour étayer son opinion il développe les arguments par lesquels nous avons essayé de démontrer que l'émasculation totale n'entraîne pas de suites plus graves que les autres opérations mutilantes portant sur la sphère génitale. Il estime en outre que les testicules, une fois la verge enlevée, ne sont plus qu'un embarras.

Comme l'a dit M. Montaz : « Désormais ils ne sont plus que les témoins muets et tristes d'une fonction à jamais abolie. » Pourquoi les conserver ? dit le chirurgien italien, et il les supprime.

C'est ainsi qu'il a agi sur deux malades qu'il a opérés et chez qui le cancer ne dépassait pas effectivement la racine de la verge : les bourses et les testicules étaient sains, les ganglions inguinaux étaient sains. Il en était de même dans le cas de M. A. Paci.

Une fois de plus on pourrait dire qu'à force de vouloir trop prouver on ne prouve rien.

Certes, nous l'avons dit, nous sommes presque, au point de vue théorique, de l'avis de M. Morisani. Nous croyons que l'âge des opérés peut éloigner les craintes de retentissement général sur l'organisme.

Il est indiscutable que, la suppression des bourses une fois pratiquée, la miction s'effectue dans de meilleures conditions que lorsqu'on s'est contenté d'amputer la verge.

Aussi sommes-nous persuadé que le chirurgien agit de façon licite et rationnelle lorsque, tous les organes génitaux externes étant atteints par la maladie, entre deux maux il choisit le moindre et émascule le patient pour lui sauver la vie. Mais quant à étendre plus loin le domaine de cette opération, à l'appliquer à des cas où une intervention plus limitée a autant de chances de réussir, nous ne croyons pas qu'on y soit autorisé.

Nous appuyant sur les leçons et sur la pratique de nos maîtres, nous affirmons que le chirurgien n'a le droit de mutiler l'être vivant que pour lutter contre la maladie. Il ne lui est jamais permis, ayant le choix entre deux interventions de valeur égale au point de vue thérapeutique, de choisir la plus grave et la plus étendue, même s'il peut en résulter quelque avantage accessoire pour le patient.

Même s'il était absolument démontré que l'ablation des testicules ne présente aucun inconvénient physiologique, on ne devrait s'y résoudre que la main forcée par les circonstances. A plus forte raison dans l'état actuel de la science.

Les travaux de Brown-Séquard ne tendent-ils pas à démontrer que la spermatogénèse n'est pas la seule fonction du testicule, et que comme d'autres glandes il fournit à l'organisme des produits dont l'importance paraît grande? Or si dans les cas qui nous occupent la sécrétion spermatique est sans objet, on ne peut soutenir qu'il en soit de même de cette espèce de sécrétion interne.

Pour toutes ces raisons, nous pensons devoir limiter les indications de l'émasculation totale. Nous croyons que, dans le cas de tumeur de la verge, la conduite du chirurgien doit s'inspirer d'un seul principe, l'exérèse aussi large que possible des parties malades. Ce but atteint, il peut se trouver en présence de trois situations. Ou bien les testicules étaient envahis par le processus morbide, la castration s'est donc imposée, l'émasculation totale est faite. Ou bien les testicules étaient sains, ils sont conservés, mais les téguments étaient envahis au point qu'il n'en reste plus assez pour reformer des bourses. Dans ce cas, la castration devient nécessaire, et par suite l'émasculation. Mais, si les testicules sont sains, si, une fois les tissus infectés enlevés, il reste assez de peau pour leur reconstituer des enveloppes, le chirurgien doit renoncer à l'émasculation et se contenter d'employer suivant ses préférences une des opérations de Bouisson, de Thiersch, de Montaz ou de Pearce Gould.

On ne pratiquera donc l'émasculation totale que dans des circonstances exceptionnelles. Mais alors elle pourra rendre de très grands services.

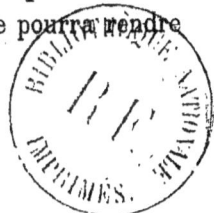

CONCLUSIONS

En résumé :

1° L'émasculation totale est une opération qui peut être réglée à l'avance, dont l'exécution est facile, dont le pronostic est bénin.

2° En raison de la mutilation qu'elle entraîne, elle doit être réservée à des circonstances exceptionnelles.

3° Dans ces cas, comme elle recule au loin les limites de l'art, on peut bien augurer de ses résultats et, par conséquent, elle mérite de prendre rang dans la thérapeutique chirurgicale.

INDEX BIBLIOGRAPHIQUE

PACI. — Azportazione totale della verga e dei testicoli con un nuovo processo operativo (Giorn. intern. d. sc. mediche. Napoli, p. 263, 1880).

MORISANI. — Enucleazione dei corpi cavernosi con orchiotomie bilaterale per carcinoma dell' asta (Rivista intern. di medic. e chir., p. 2, 1884, con tavola.

— Sull' enucleazione della sfera esterna degli organi maschili (Giorn. int. dell. sc. med, XIV, 1892).

MERCANTON. — Sem. méd., p. 459, 1887 (Réunion annuelle de la Soc. méd. de la Suisse romande, à Lausanne, le 20 oct. 1887).

CHALOT (V.).— Nouveaux éléments de chirurgie opératoire, deuxième édition, p. 829 sqq. Paris, Doin, 1893.

— Huitième Congrès de chirurgie. Lyon, 1894, p. 130 sqq. Paris, Alcan, 1895.

ALBARRAN. — Id., p. 140 sqq.

— Épithélioma primitif de l'urèthre. Émasculation totale (Gaz. des hôpitaux, 15 novembre 1894).

CARCY. — De l'épithélioma primitif de l'urèthre prémembraneux (Thèse Paris, H. Jouve, 1895).

WASSERMANN. — Épithélioma primitif de l'urèthre. Paris, G. Steinheil, 1895.

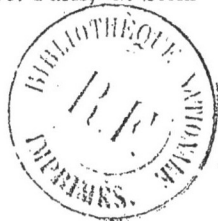

www.ingramcontent.com/pod-product-compliance
Lightning Source LLC
Chambersburg PA
CBHW050542210326
41520CB00012B/2680